DISCOURS

SUR LES

EFFETS SANITAIRES DE LA CRÈCHE,

PRONONCÉ

DANS LA SÉANCE PUBLIQUE ANNUELLE DE LA SOCIÉTÉ DES CRÈCHES,

Présidée par **M. DUFAURE,**

LE LUNDI 26 MARS 1849,

Par le Docteur ISARIÉ,

Inspecteur de la Société.

---·◉·---

Paris,

IMPRIMERIE DE GUIRAUDET ET JOUAUST,

RUE SAINT-HONORÉ, N° 315.

1849

Lorsque je fus chargé par la Société de visiter toutes les Crèches fondées dans le département de la Seine, j'acceptai cette honorable mission, et je m'en acquittai avec le zèle con-sciencieux et le vif intérêt qu'elle m'inspirait.

Les événements politiques graves qui se sont depuis cette époque déroulés sous nos yeux, en rendant impossible la réu-nion du bureau d'administration, m'ont, jusqu'ici, empêché de rendre compte du résultat de mon inspection.

Je me félicite aujourd'hui de pouvoir, dans cette grande réunion, rendue plus solennelle par la présence de l'homme éminent qui a bien voulu en accepter la présidence, faire connaître les réflexions pratiques qui m'ont été suggérées par ma visite dans les Crèches.

Je n'oublierai pas que c'est surtout sous le rapport hygié-

nique que je dois vous en parler, et, quelque grave et important que soit mon sujet, je tâcherai d'être bref, aussi bref que
possible, ne perdant pas de vue que je n'ai point le droit de
dérober une minute aux poétiques accents du chantre bien-
aimé de nos Crèches et aux accords mélodieux qui, tout en
portant le ravissement dans nos âmes, ne manquent jamais de
contribuer d'une manière efficace à remplir les bourses des-
tinées au bien-être matériel de nos jeunes enfants.

En acceptant la mission de visiter les Crèches du département, j'espérais pouvoir arriver à établir par des chiffres, et
d'une manière irrécusable, que la mortalité des enfants fré-
quentant les Crèches est moindre que celle des enfants pauvres restant chez leurs parents. Une pareille démonstration
eût été une réponse sans réplique à toutes les objections élevées par les détracteurs des Crèches ; mais il ne m'a pas été
possible, pour résoudre péremptoirement cette question, de
recueillir des données assez exactes, à cause du défaut de fi-
xité des enfants, qui souvent ne passent que quelques jours à la
Crèche, et disparaissent ensuite pour rester des mois entiers
sans faire acte de présence et sans qu'il soit possible d'avoir
le moindre renseignement sur leur compte.

Il est un remède à un pareil état de choses , remède déjà
mis en usage dans quelques Crèches, où l'on en retire de
très bons effets : c'est le patronage des dames inspectrices qui,
prenant deux ou trois enfants sous leur surveillance, ne les
perdent jamais de vue. Un enfant habitué de la Crèche cesse-
t-il tout-à-coup d'y venir ? Vite la dame inspectrice se trans-
porte au domicile de la mère, et s'enquiert du motif qui
prive la Crèche de la présence de l'enfant.

Ce système une fois généralement adopté, on arriverait fa-
cilement à pouvoir faire, plus tard, une statistique exacte des
enfants morts ayant fréquenté la Crèche assez longtemps

pour qu'elle ait pu avoir quelqu'influence sur eux, et à éla-
guer ceux dont le passage a été trop rapide pour qu'ils aient
pu en retiter le moindre bénéfice.

Je fais des vœux bien sincères pour que nos dames veuil-
lent bien ajouter ce dévouement nouveau à celui déjà si grand
dont elles donnent journellement des preuves. Le patronage
établi dans toutes les Crèches produirait de bons résultats, tant
pour l'enfant que pour toute sa famille.

Dans la situation où nous nous trouvons aujourd'hui, j'ai
dû faire à la critique la part la plus large, et compter, comme
nous appartenant, les enfants morts, quelle qu'ait été leur in-
exactitude. Eh bien ! malgré cette concession de ma part, il
est constant que la mortalité est moindre parmi les enfants fré-
quentant les Crèches, que chez ceux qui ne quittent pas le
toit paternel ; car dans les Crèches les moins favorisées, et
par conséquent les plus pauvres, comme celles de Belleville,
Ste-Geneviève, etc., la moyenne n'a été au plus que d'un
sixième par an, et cela dans les années les plus malheureuses,
tandis que la mortalité des enfants pauvres est ordinairement
d'un cinquième, et souvent d'un quart.

Si les circonstances que je viens de rappeler ne m'ont pas
permis de fournir des chiffres pour prouver ma proposition, le
raisonnement viendra à mon aide, et avec un peu de bonne
foi l'on sera forcé de convenir que la réunion, je dirai
même l'agglomération, seule cause avouée de maladie dans
les Crèches, ne peut entrer en parallèle avec les avantages
qui y sont réunis, alors surtout que les effets de cette agglomération sont effacés ou tout au moins atténués par les soins
hygiéniques dirigés journellement par des médecins. D'ailleurs, si l'agglomération offre des chances de maladie, a-t-on
bien réfléchi aux causes de toute nature qui agissent d'une manière permanente sur la constitution débile des jeunes enfants

de parents pauvres, sans aucune modification apportée par l'hygiène ?

Il en est donc, à notre avis, ce qu'il doit en être, c'est-à-dire une mortalité moins grande parmi les nourrissons des Crèches que parmi ceux volontairement condamnés à subir tous les effets de la misère maternelle.

Après avoir démontré, sinon mathématiquement, du moins selon les calculs de la probabilité, l'influence avantageuse de la Crèche sur la mortalité des enfants, j'ai à signaler les trois causes principales d'où résultent les décès qui viennent trop souvent nous affliger, alors que jamais ou presque jamais, comme l'a fort bien dit notre collègue M. Jules Delbruck, la mort ne devrait trouver sa proie dans nos Asiles.

La première cause, à mon avis, tient à la facilité des réceptions. Il était convenu que la Crèche serait l'asile de l'enfance bien portante ; mais, hélas ! que nous sommes loin de ce principe autrefois si sagement posé ! Combien le cœur tendre de nos dames directrices et inspectrices s'en est éloigné, et combien, cela soit dit sans reproche , il serait cependant utile de s'en rapprocher dans l'intérêt général des Crèches.

Est-ce à dire qu'il faille, sans pitié, refuser tout enfant ne jouissant pas d'une santé parfaite ? Non, sans doute ; à Dieu ne plaise que je pousse la rigueur jusque là , car le régime et les soins de la Crèche peuvent souvent être fort utiles pour améliorer la constitution de nos pauvres enfants maladifs sans être malades, comme j'en ai vu tant d'exemples dans toutes les Crèches de Paris et de la banlieue ; mais je voudrais que toute réception n'eût lieu qu'après visite du médecin de semaine et sur un bon à recevoir délivré par lui. Il est seul compétent pour bien juger les cas. De cette manière , j'en ai la certitude, nous éviterions la présence à la Crèche d'enfants qui ne doivent en retirer aucun bénéfice , et dont l'état est souvent un danger pour les autres. Remarquez d'ailleurs qu'une fois reçu, plus l'état d'un enfant s'aggrave, plus les liens qui attachent à lui se resserrent et plus il devient difficile de s'en séparer. Que nos charitables dames me pardonnent ces observations, qui ont toute la valeur d'un éloge, car je ne trouve à les appuyer que sur l'excès de sensibilité de leur cœur, dont nous avons si souvent l'occasion d'admirer le dévouement.

La deuxieme cause, la principale, la plus grave, celle qui à elle seule occasionne les quatre cinquièmes de le mortalité des enfants, c'est la nourriture par des nourrices étrangères. Je répéterai ici ce que j'ai écrit, dans une autre circonstance , à propos de la Crèche Saint-Louis d'Antin, et je le ferai avec une bien plus grande autorité ; car trois années d'expérience appuyée sur l'observation ne peuvent plus laisser aucun doute sur les ravages inouïs produits par le défaut de surveillance des enfants mis en nourrice. La conviction que j'ai acquise sur le mal fait à l'espèce humaine par le fatal métier de nourrice est si profonde, que Malthus lui-même, je n'en doute pas, aurait pâli devant les effets de ce mal.

Eh quoi ! l'on s'étonne en France que la mort fasse de nombreuses victimes dans l'enfance, et que l'appauvrissement de la race se fasse de plus en plus sentir ! Et comment pourrait-il en être autrement, lorsque, sans aucune espèce de surveillance locale , de pauvres enfants sont livrés à la cupidité de malheureuses femmes qui n'en ont aucun soin, qui, à défaut du lait de leur sein, gorgent ces pauvres créatures d'aliments grossiers que des estomacs d'adultes ne sauraient digérer et qui agissent sur eux en véritable poison lent qui les tue, ou les laisse dans un état de dépérissement tel, que tous les soins imaginables ne peuvent ensuite les surmonter ?

Les ravages produits par les nourrices sont si grands que sur cent enfants qui partent de Paris la grande moitié n'y revient pas. Un quart revient pour y mourir rachitique, et l'autre quart nous fournit cette population dégénérée qui atteint l'âge de la conscription. C'est dans le quart d'enfants revenant de nourrice avec une constitution rachitique et complétement altérée, que la mort trouve à faire sa riche moisson.

Ce fait déplorable est si connu et si général dans nos Crèches, qu'il n'est pas jusqu'aux berceuses qui ne craignent la réception de ces enfants. Quelques unes d'entre elles m'ont avoué que, lorsqu'une mère vient voir si un berceau se trouve vacant dans une Crèche, et qu'elle annonce que c'est pour un enfant qui vient de nourrice, elles sont tentées de déclarer que tous les berceaux sont occupés, tant elles sont convaincues, disent-elles, que l'enfant offert ne peut qu'augmenter en peu de temps la liste des décès. (Sensation.)

Le mal que je signale est général ; il n'offre presque jamais d'exception, et aujourd'hui, d'après l'expérience que j'ai pu acquérir dans mes visites, je croirais pouvoir distinguer, à la première vue, les enfants nourris par des mercenaires d'avec ceux allaités par leurs mères. Ils ont un cachet qu'il est impossible de méconnaître. Pâles, étiolés, la figure amaigrie, la tête grosse, le ventre volumineux, quelquefois énorme, les bras, les cuisses, les jambes comme des fuseaux : voilà le portrait fidèle de ces jeunes spectres, dont la figure à peine humaine arrache si souvent des exclamations de pitié et de compassion à tous les visiteurs de la Crèche.

Les choses étant, sans exagération, dans l'état que je viens de dire, n'avons-nous pas le droit d'espérer que, sous un gouvernement du peuple, pour le peuple, nous verrons bientôt M. le ministre de l'intérieur mettre fin à une cause permanente de destruction de l'espèce humaine? La chose est facile, ce nous semble, comme l'a démontré **M. Marbeau** dans une pétition présentée par lui à la Chambre des représentants, et dans un mémoire lu à l'Institut : il suffira d'assujettir les nourrices au livret, d'organiser une surveillance spéciale et gratuite dans les localités où elles abondent, et de créer quelques inspecteurs chargés de visiter souvent ces mêmes localités. Avec ces précautions, et la mise en pratique de quelque pénalité sévère, fût-elle renouvelée des édits de Louis XIV contre les méfaits des mauvaises nourrices, l'on arrivera à un résultat qui suffira pour faire la gloire de l'administrateur qui aura fait disparaître les horribles abus que je viens de signaler.

Espérons que, Dieu aidant, la voix de l'humanité sera enfin entendue !

La troisième cause de mortalité chez nos jeunes enfants tient à l'incurie des parents relativement à la quantité et à la qualité des aliments qu'ils leur donnent.

En général, dans toutes nos Crèches, le régime est assez substantiel et les aliments de bonne qualité ; mais, par un sentiment que je ne puis m'expliquer, presque toutes les mères, malgré la recommandation des médecins, commettent la faute grave de faire participer leurs enfants au repas du soir de la famille. Un surcroît de nourriture, souvent grossière, dans de jeunes estomacs déjà assez lestés, occasionne des indigestions qui, trop souvent répétées, finissent par altérer profondément la constitution en produisant des dérangements fonctionnels interminables.

Mon observation sur la mauvaise entente des parents relativement à la nourriture de leurs enfants est si vraie, que dans tous nos asiles il a été remarqué, et consigné sur les registres des médecins, que bon nombre d'enfants quittent le samedi en bon état de santé, et reviennent malades le lundi parce qu'ils ont fait le dimanche avec leur famille.

Nous ne saurions trop répéter aux mères que la nourriture de la Crèche est suffisante et bien appropriée à l'état de leurs enfants, et que c'est véritablement nuire à leur santé que de l'augmenter sans nécessité.

Si tout ce que je viens de dire de l'influence de la Crèche sur la santé de l'enfant du pauvre n'est point suffisant pour démontrer son utilité, il est un fait déjà signalé par notre collègue M. Baligot de Beyne dans ses nombreux et excellents rapports, fait que j'ai toujours rencontré dans mon inspection, et qui à lui seul répond victorieusement à toutes ces objections irrééfféchies qui servent à élever des doutes sur le bien que font nos établissements.

Il existe, en effet, dans toutes les Crèches, et cela sans exception, à côté de ces pauvres créatures que nous avons décrites, dont le seul aspect attriste l'âme, dont la figure semble dire : « Je n'eus jamais de véritable mère », de beaux petits anges bien potelés, bien roses, chez lesquels tout respire la santé et le bonheur. Ce sont là véritablement les élèves de la Crèche : ils l'habitent depuis long-temps ; ils n'ont jamais cessé de la fréquenter ; ils ont recueilli tout le bénéfice de leur exactitude, et c'est avec orgueil que les berceuses montrent leurs jeunes pensionnaires, comme elles les appellent, aux regards satisfaits des nombreux visiteurs, et semblent leur dire : « Voilà notre ouvrage. »

L'on peut dire que tous les enfants, surtout ceux nourris par leurs propres mères, qui ont fréquenté la Crèche d'une manière suivie pendant quatre, cinq ou six mois ; qui s'y sont acclimatés, si je puis parler ainsi ; qui ont eu le temps de ressentir l'influence des soins qui y sont prodigués, se trouvent dans un état de santé on ne peut plus satisfaisant. Ce résultat, je le répète, est général, et a, selon moi, une valeur contre laquelle vient se briser tout le mauvais vouloir des détracteurs des Crèches.

L'action bienfaisante de la Crèche ne se borne pas aux enfants dont je viens de parler ; elle s'exerce aussi bien souvent sur ces frêles créatures qui, jusqu'à leur entrée, ont été privées des soins de leur véritable mère. Lorsque les ravages produits par la déplorable et honteuse spéculation des nourrices ne sont point assez profonds pour avoir complétement altéré leur constitution, l'on voit ces pauvres victimes revenir peu à peu à la vie, pourvu que le régime de la Crèche ne soit point contrarié dans son action par l'alimentation intempestive à laquelle trop souvent les mères les soumettent chez elles.

Il n'est pas un seul de nos petits asiles qui ne montre avec satisfaction bon nombre de jeunes nourrissons jouissant aujourd'hui d'une bonne santé, alors que l'on avait éprouvé une vive répugnance à les y recevoir, tant leur état paraissait désespéré.

Voilà des faits, Messieurs, des faits irrécusables, dont tout le monde peut s'assurer, et sur lesquels l'ignorance ou la mauvaise foi pourront seules élever des doutes, car après l'examen consciencieux le doute ne saurait exister.

Mesdames et Messieurs, vous tous qui comme moi êtes convaincus de l'utilité de la Crèche pour la conservation de l'enfance pauvre, pour l'amélioration physique et morale de l'espèce humaine, permettez-moi de vous indiquer le moyen que nous devons employer pour vaincre la résistance que notre œuvre rencontre encore dans quelques esprits. La plupart ne combattent la Crèche que théoriquement ; ils n'en ont jamais visité une seule, et sont parfaitement ignorants du bien qu'on y fait. Eh bien ! dans cette situation, servons-nous à leur égard du *Compelle intrare* de l'évangile, forçons-les à entrer, initions-les dans les détails de tous les soins prodigués à l'enfance, montrons-leur du doigt les avantages qu'elle en retire, et, après plusieurs visites, faisons un appel à leur bonne foi.

Nous verrons alors nos adversaires, soyez-en certains, abandonner leurs opinions préconçues pour adopter des idées plus vraies, et leurs préjugés s'effacer devant la démonstration pratique dont ils auront été les témoins.

La raison ne finit-elle pas toujours par rendre hommage à la vérité ?

Jetons maintenant un coup d'œil rapide sur les conditions hygiéniques dans lesquelles se trouvent les Crèches du département de la Seine, et après avoir dit ce qu'elles sont, indiquons succinctement ce qu'elles doivent être pour atteindre leur but.

En général les soins et les précautions hygiéniques que l'on met en pratique sont aussi complets que possible. Le zèle intelligent de Mesdames les Directrices et Inspectrices, de Messieurs les médecins, n'a jamais fait défaut à leur application, et si, dans nos visites, nous avons eu parfois quelques irrégularités à signaler, nous devons à la vérité de dire qu'elles étaient dues à des vices inhérents au local, presque toujours forcément choisi pour l'établissement de la Crèche.

Personne ne révoque en doute l'utilité d'une bonne aération. C'est la condition essentielle pour maintenir salubre toute habitation particulière, et à plus forte raison tout local destiné à la réunion de jeunes enfants ; pour eux comme pour tout être vivant, l'acte de la respiration ne peut s'accomplir physiologiquement qu'avec une certaine somme d'air contenant les principes qui le rendent avantageusement respirable.

C'est vers ce but que, pour neutraliser les dangers de l'agglomération, doivent tendre tous les efforts de l'hygiène. Sous ce rapport nos Crèches laissent peu à désirer. Il en est cependant quelques unes dans lesquelles une ventilation directe n'a pu être établie par des ouvertures en regard. Les vasistas, les ventilateurs mouvants établissant une ventilation permanente, remédient, autant que faire se peut, aux obstacles présentés par les locaux pour l'établissement de la ventilation directe, que le temps amènera, nous l'espérons du moins, dans tous les établissements, à mesure de leur translation.

La quantité d'air nécessaire à une bonne respiration ne doit pas être, moins que sa qualité, l'objet de nos observations; aussi recommandons-nous de choisir des pièces élevées de plafond, et dont la capacité soit toujours plus grande que l'exige rigoureusement le nombre d'enfants qu'elles doivent contenir. Quelques Crèches nous ont semblé laisser, sous ce rapport, quelque chose à désirer.

Les berceaux doivent être assez espacés pour que l'air circule largement entre eux. Les rideaux doivent être presque toujours un simple objet d'ornement, et jamais un obstacle à la circulation de l'air ; c'est dire que ce n'est que par exception qu'ils doivent être fermés, et seulement d'un côté. Nous ne saurions trop recommander ces précautions : elles ont, croyez-le bien, une grande valeur, quoique minutieuses en apparence. Mesdames les Directrices et Inspectrices ne sauraient trop tenir la main à leur exécution.

Nous souhaitons vivement que toutes les Crèches finissent par avoir du parquet, ou soient au moins planchéiées. Le carrelage exige des lavages trop souvent réitérés, et les tapis dont on est obligé de les recouvrir présentent des inconvénients que tout le zèle des berceuses ne saurait prévenir : l'humidité dont ils s'imprégnent, malgré tous les soins possibles, peut par son évaporation permanente être une cause de viciation de l'air.

Ceci m'amène naturellement à dire qu'il est indispensable

que chaque Crèche ait son séchoir et un cabinet pour les soins essentiels des petits enfants; tout le monde comprend leur utilité, et combien l'on doit être sévère pour empêcher qu'aucun linge soit séché autour des poëles dans les Crèches mêmes.

J'ai eu parfois dans mes visites à faire ressortir le danger de cette mauvaise pratique.

Relativement aux vêtements des enfants, nous avons été heureux de constater que presque toutes les Crèches possèdent une lingerie, sinon luxueuse, du moins abondante en objets utiles, qui permettent de tenir leurs pensionnaires dans un état constant de propreté. C'est aussi avec une bien vive satisfaction que nous les avons trouvées presque toutes munies abondamment du petit manteau à capuchon ou pelisse ouatée, que j'appellerai le vêtement classique indispensable de la Crèche : avec lui, plus de danger dans le transport de l'enfant, de la maison à la Crèche, de la Crèche à la maison, où il lui conserve souvent pendant la nuit cette chaleur bienfaisante dont il a joui pendant toute la journée.

Le *chauffage* de nos asiles est toujours opéré avec discernement. L'on se conforme à la température modérée prescrite par le règlement, et en général on observe de diminuer graduellement la chaleur jusqu'au départ des enfants, pour qu'ils n'aient point à souffrir des effets d'une transition trop brusque. Relativement au chauffage, nous exprimons le vœu qu'autant que pourra le permettre l'état financier de la Crèche, il soit opéré avec du bois, qui, sous le rapport de la propreté et de la salubrité, ne présente aucun des inconvénients des autres combustibles, surtout du charbon.

Le *lavage* des enfants est fait tous les jours et avec régularité. Nous recommandons que cette opération, qui n'est pas toujours patiemment supportée par l'enfance, ne soit jamais faite immédiatement après le repas : il pourrait arriver qu'elle devînt parfois une cause de trouble de l'acte de la digestion, alors qu'elle doit avoir un résultat favorable. Nous exprimons aussi le désir que toutes les Crèches possèdent une ou deux petites baignoires, afin qu'autant que possible, lorsqu'il y a nécessité, nn bain puisse être donné à l'enfant qui entre à la Crèche, et que, pendant les fortes chaleurs d'été, on puisse les baigner tous de temps en temps. C'est là un précieux moyen hygiénique pour tous les âges, mais surtout pour l'enfance.

Tous nos petits établissements ou presque tous affectent à chaque enfant son éponge et sa cuvette particulières. Il est inutile de dire combien cette précaution est sage et pleine de prévoyance, et combien il serait imprudent de la négliger.

Le *peignage* est généralement opéré avec soin dans nos Crèches. Dans quelques unes, cependant, il est complétement négligé, pour ne pas contrarier, me disaient les berceuses, les opinions de certaines mères, qui croient encore qu'il faut respecter les saletés de la tête de leurs enfants pour conserver leur santé. Nous ne saurions trop nous élever contre une pareille faiblesse, qui ne fait que favoriser l'ignorance des mères en nuisant à leurs enfants. Il faut être sans pitié à l'endroit de cette mesure de propreté, et en faire, comme pour la vaccine, une obligation dans toutes les Crèches. Nos enfants et les gens qui les entourent ne pourront que bien se trouver de cette sage prescription. Enfin, pour achever de parcourir le cadre hygiénique que nous nous sommes tracé, il nous reste à dire quelques mots de l'alimentation, cette partie la plus digne de notre sollicitude.

En général, comme l'a fort bien fait observer notre honorable confrère, M. le docteur Chéreau, dans son rapport médical sur la Crèche Saint-Louis-d'Antin, il serait dangereux de formuler un règlement applicable à l'alimentation de tous les enfants d'une même Crèche. La différence des individualités, des constitutions, de l'état dans lequel se trouvent les forces vitales, imposera toujours au médecin l'obligation d'indiquer la quantité et la nature des aliments qui peuvent convenir à chaque individu. Il n'est pas jusqu'à l'allaitement par la mère qui ne puisse être modifié par les conseils de la médecine, quelquefois même complétement et utilement supprimé.

C'est ainsi qu'à la Crèche Saint-Pierre, au Gros-Caillou, j'ai vu, lors de ma visite, bon nombre de jeunes nourrissons soumis à l'allaitement artificiel. Ces enfants, dont les mères travaillaient à la Manufacture des tabacs, étaient, pendant l'allaitement maternel, continuellement tourmentés de coliques, et d'une toux intense qui finissait trop souvent par produire la phtysie pulmonaire, et par suite la mort. Dans cette position, nos confrères de la Crèche Saint-Pierre, quoique partisans de l'allaitement maternel, ont dû le faire supprimer, et leurs sages conseils, basés sur l'observation, ont préservé, je n'en doute pas, plusieurs de ces enfants d'une mort à peu près certaine. (Sensation.)

Il faut s'attacher dans nos Crèches à ce que les aliments, le lait surtout, soient de bonne qualité ; user de tous les moyens possibles pour les obtenir exempts de fraude, et les dispenser sans parcimonie, mais cependant avec la réserve que comporte la faiblesse relative des jeunes organes auxquels ils sont adressés.

L'alimentation dans nos petits établissements s'est progressivement améliorée. L'usage journalier du bouillon gras produira, nous en sommes certain, de si bons résultats, qu'aucune Crèche ne voudra priver ses nourrissons d'un si grand bienfait.

En terminant ce qui est relatif à l'alimentation, qu'il me soit permis d'exprimer le vœu de voir disparaître, si cela n'a déjà eu lieu, du régime des Crèches, un certain mélange de viande hachée, de pommes de terre et de mie de pain, adopté par quelques unes. Une pareille nourriture ne pourrait être sans inconvénient que dans quelques estomacs d'élite, et la nature de ces estomacs est rare dans nos Crèches.

D'ailleurs, que l'on reste bien convaincu que les aliments les plus simples, et en petite quantité, sont les plus propres à une bonne digestion, et par conséquent à l'assimilation indispensable pour l'entretien de la santé.

Disons maintenant, pour terminer, quelques mots des maladies les plus communes chez nos enfants, en indiquant les moyens hygiéniques mis en usage pour les prévenir ou empêcher leur propagation.

Les affections le plus souvent observées et les plus à craindre dans les premières années de la vie sont celles des voies digestives, des organes de la poitrine et des centres nerveux.

Dans une statistique faite avec soin par M. le docteur Gœdorp, l'on voit que, sur 860 décès, 576 ont été occasionnés par elles. Ce sont cependant là les maladies qu'une bonne hygiène pourrait le plus diminuer ; il suffirait de régler sagement l'alimentation des nouveaux-nés pour éviter les désordres intestinaux produits par une mauvaise nourriture, désordres d'où découlent ordinairement une foule d'autres maladies trop souvent fatales à l'enfance.

C'est ainsi que les gastro-entérites chroniques, le carreau, les convulsions vulgairement appelées internes, les scrofules, le rachitisme, que nous avons si souvent l'occasion d'observer parmi les enfants des pauvres, sont presque toujours dus à la cause que nous avons signalée, et disparaissent quelquefois dans nos Crèches par le sage et méthodique emploi d'une bonne alimentation.

L'influence du froid, et plus peut-être encore celle des variations de température, produit, surtout en hiver et au printemps, des bronchites nombreuses, qui réclament les plus grandes précautions pour en tenir nos enfants à l'abri. C'est dans ce but surtout que nous recommandons expressément l'usage du petit manteau à capuchon dont il est indispensable que toutes les Crèches soient munies.

Les convulsions, quoique rares dans nos asiles, n'en ont pas moins été quelquefois observées, et comme il faut bien venir au secours des pauvres enfants qui en sont spontanément atteints, puisque l'on se trouve dans l'impossibilité de les rendre immédiatement à leurs parents, le premier soin doit être de les soustraire aux regards de leurs petits camarades, sur lesquels leur état pourrait agir d'une manière défavorable.

C'est ainsi que l'on a vu dans les hôpitaux tous les enfants d'une même salle être pris, par imitation, d'un état convulsif absolument semblable à celui qu'ils avaient sous les yeux.

Les maladies réputées contagieuses, telles que la coqueluche, la rougeole, la scarlatine, la variole, l'ophtalmie palpébrale, achèvent le cortége des affections les plus communes dans l'enfance.

Lorsqu'elles apparaissent dans nos asiles, nos médecins ont bien soin d'isoler et renvoyer immédiatement dans leur famille les enfants qui en sont atteints. Avec cette précaution rigoureusement mise en pratique l'on évite les funestes effets de la contagion, et l'on obtient tous les avantages de l'isolement. Sous ce rapport, nos confrères ont toujours montré une rigueur salutaire.

Je n'ai rien à dire du traitement des maladies que je viens de passer en revue. La Crèche n'a point été instituée pour servir d'hôpital. Recevoir des enfants en bonne santé, veiller par des soins hygiéniques à la conservation de cette même santé, et par conséquent au développement physique et moral des enfants qui lui sont confiés : tel est le but important qu'elle veut atteindre. Elle laisse à d'autres, à l'administration des hospices, par exemple, le soin de remplir la lacune qui existe dans l'organisation des secours publics relativement aux tout jeunes enfants malades. C'est à elle à trouver le moyen le plus efficace de secourir les familles pauvres, en se chargeant de faire traiter leurs jeunes nourrissons. La Crèche, soutenue jusqu'ici par la charité publique, ne peut et ne doit, par des raisons qu'il serait trop long de développer ici, aspirer à une pareille ambition. Le rôle qu'elle s'est imposé suffira, s'il est bien rempli, à lui faire obtenir un grand résultat social, celui de la conservation de l'enfance, et par conséquent l'augmentation du nombre des hommes vigoureux et l'amélioration de leur condition sociale. Elle aura certes bien mérité de l'humanité!

Mesdames et Messieurs, me voilà arrivé au terme de l'exposition que j'avais à vous faire; je vous remercie de la bienveillante attention que vous avez voulu me prêter.

Si, dans mes mains, mon sujet n'a pu acquérir de l'intérêt par les formes toujours si attrayantes du style, j'ai dû compter sur la valeur des faits pour prouver l'utilité des Crèches et amener leurs adversaires à notre sentiment.

Redoublons d'activité et de zèle ; notre œuvre, vous le voyez, a déjà produit un grand bien. Que l'expérience que nous pouvons avoir acquise, pendant nos quatre années d'existence, tourne au profit de l'amélioration de nos petits asiles, et attendons du temps la seule récompense digne de nos efforts, le triomphe de la vérité !

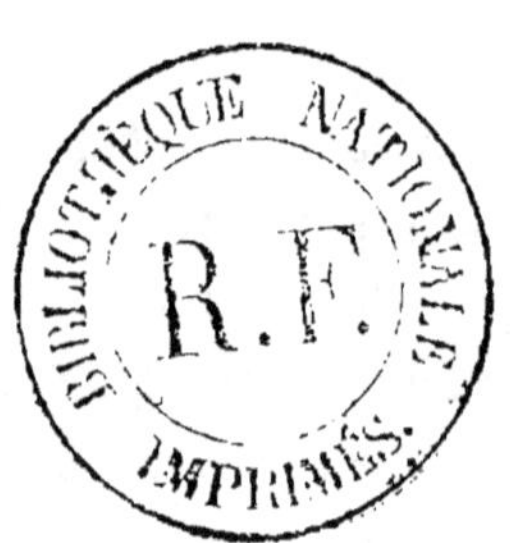